Cómo obtener rápidamente un

paquete de 66

La guía No.1 sobre cómo obtener seis Pack Abs

Autor: Arnold Yates

Límite de responsabilidad/Disclaimer/descargo de responsabilidad de garantía: mientras que el autor ha utilizado sus mejores esfuerzos en la preparación de este libro, no hacen ninguna representación o garantía con respecto a la exactitud o la exhaustividad de los contenidos de este libro y específicamente rechazan toda garantía implícita de comerciabilidad o idoneidad para un propósito particular. Los consejos y estrategias pueden no ser adecuadas para su situación; usted debe consultar con un médico o un profesional en su caso. El autor no será responsable por cualquier pérdidas o cualquier otros comerciales daños financieros, incluyendo pero no limitado a especiales, FORTUITOS, CONSECUENTES u otros daños.

Wait! Before you continue....
Would you like to like to have
access to <u>FREE KINDLE
BOOKS</u>?

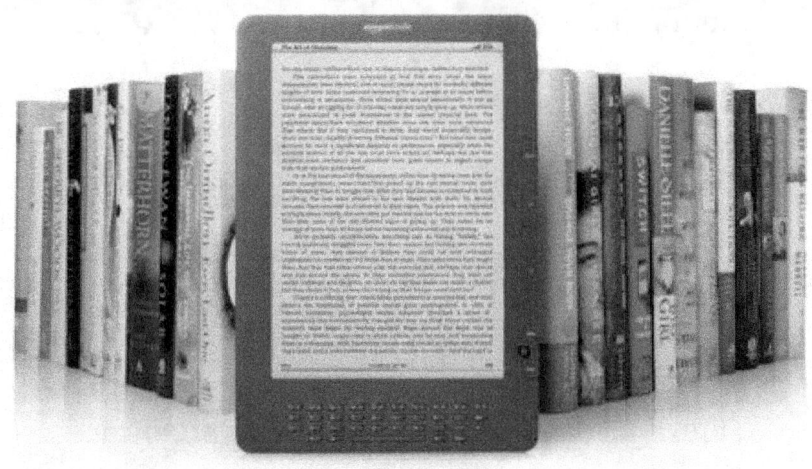

If you answered **YES** then

<u>CLICK HERE</u>

There is a <u>FREE BONUS</u> at the
end of the book!

Tabla de contenido

Introducción

Por lo tanto, han decidido finalmente deshacerse de eso michelines y que los abdominales hagan salir de su escondite. Incluso si usted ha deshecho ya de la blanda, persuadiendo a los músculos abdominales para mostrar a sí mismos no es tarea fácil. Ya han descubierto este hecho de abdominales inútiles que haces cada día.

Todo lo que necesitas es el Consejo correcto para conseguir que se muestre en toda su gloria. ¡Sólo piense! Simplemente siguiendo unos consejos de ejercicio simple, un plan de dieta deliciosa y evitar algunos errores (que usted puede probablemente cometiendo ahora mismo) pueden permitir obtener un cuerpo para morirse que alguien estaría celoso de.

Como ves, hay más a este régimen que solo comer el tipo correcto de alimentos o ejercicio de su cuerpo al polvo. Si conoces los factores exactos que te pueden dar enormes resultados en pocos días, puede obtener un cuerpo para morirse en ninguna hora en todos. Además, no tienes que forzar a cometer o a cualquiera de los regímenes. Son tan fáciles de hacer y tan agradable que realmente usted anticiparía hacerlas cada día.

No es todo diversión y juegos. Esto también significa que usted debe saber lo que debe evitar y la diferencia entre opciones saludables y aparentemente sanos. También debe ser consciente de la musculatura que decide el tono, para que puedan evitar cometer un error doloroso mientras que ejercita tu abdomen.

Pack 6 101 – entender los músculos que conforman el 'Pack'

Sabías que tienes un paquete de 6 oculta bajo todo lo que la carne? Que todos allí debajo de todo eso del vientre grasa. Además el refuerzo de imagen obvio que puedes obtener si te las arreglas para librarse de todo lo que grasa, usted puede también ahorrar usted mismo de contraer enfermedades mortales. De hecho, según el New England Journal of Medicine, grasa abdominal realmente duplica el riesgo de enfermedades de alto riesgo que se produzca.

Sin embargo, antes de que se dirige al gimnasio, echar un vistazo a los músculos reales que conforman el paquete de 6 infame:

Abdominis del músculo recto

Este es quizás el uno músculo a que necesita prestar especial atención. Es bastante largo, se extiende desde la caja torácica hasta la pelvis. Utilizar este músculo siempre necesita llevar su pelvis hasta tu caja torácica o a la inversa. Además, a pesar de a veces se conoce como un paquete de 6 u 8, es sólo un músculo que está segmentada por medio de tendones (de los cuales tres son horizontales mientras que el último es vertical) para que pueda levantarse de una posición propensa o ejercicio fácilmente. Sí, estos son los músculos que más cariñosamente llaman el paquete de 6, a pesar de que el siguiente también forman parte de esta estructura:

Oblicuos externos

Este músculo es responsable de facilitar el movimiento de un lado a otro del cuerpo humano. Así, cada vez que giro de una raqueta, bate o golpear algo (o alguien), que tienes este músculo para dar las gracias. Conforman cada lado de tus abdominales y correr hacia los lados de las costillas a la cadera, que le permite girar su tronco así. Mantener este músculo adaptarse es la clave para un físico tonificado y un medio sólido.

Oblicuos internos

Estos músculos desde la pelvis y van hasta el final de las costillas. Situado justo debajo de tus oblicuos externos, son perpendiculares a ellos para proteger la columna vertebral de las lesiones. En otras palabras, estos actúan como amortiguadores de choque le ahorra de la lesión si pasáis demasiado o caída al hacerlo. Además, resultan también facilitar el arriba y abajo el movimiento del diafragma cuando usted respira. Probablemente puedes adivinar por qué mantener este músculo forma valdrá la pena.

Abdominis transversales

Este es el músculo principal que alimenta a todos los demás. Situado debajo de su músculo recto abdominis estabiliza el estómago junto con su pelvis y la espalda baja. Mira como un cinturón de peso natural que protege la columna vertebral y órganos al mismo tiempo y proporciona el equilibrio del cuerpo. Ejercitar este músculo le permitirá hacer más extenuantes sesiones de ejercicio con facilidad y perder más peso durante eso 6 pack formación.

Consejos de entrenamiento

Ahora, usted no puede esperar a perder todo lo que la grasa y empezar en persuasión de los abdominales sin un régimen adecuado de entrenamiento. Sin embargo, no podrá creer los errores comunes que hacen que son lo suficientemente pequeños como para pasar por alto pero lo suficientemente grande para afectar su régimen de entrenamiento de una manera negativa. ¡Algunos errores pueden gradualmente a su salud con usted no lo supiera! Los siguientes son algunos consejos que pueden ayudar a mantienen ese foco de hierro en su objetivo 6 pack:

Diferencia entre Cardio eficaces y no eficaces

Muchos gurús de fitness y médicos en general creen que personas que sufren de enfermedades del corazón u obesidad deberían adoptar el entrenamiento aeróbico ligero (comúnmente conocido como cardio) en su régimen de ejercicio diario. A menudo el entrenamiento consta de 30 a 60 minutos de cardio para por lo menos 3 a 5 veces en una semana para regular su ritmo cardíaco. Sin embargo, esto no es 'cardio' a todos pero un 'ejercicio' aburrido e inútil que no beneficiará a la larga a todos.

Ves, según recientes pruebas médicas, regímenes de cardio como este un extremo haciendo más daño que bien si se guardan para arriba. Necesita tener en mente que el cuerpo humano está hecho para soportar pequeñas ráfagas de ejercicio a la vez, entrenamientos hardcore no que pasó antes de hacer ninguna buena! En otras palabras, debe adoptar un método de entrenamiento de 'stop and go' en lugar de un ritmo constante que literalmente te deja sin aliento y no puede funcionar para la mayor parte del día. Basta con echar un vistazo en el reino animal. ¿Has visto los mismos ejercer demasiado mucho mientras que caza sus presas? Incluso el rey de la selva caza de manera organizada con el fin de ahorrar energía y conservar la fuerza es necesario teniendo a un animal grande. También debe adoptar ese período de recuperación en su propio régimen de entrenamiento para que conseguir que 6 pack como poca cantidad de tiempo posible.

Otra cosa que tienes que tener en cuenta es el deterioro físico que puede experimentar si se mantiene ese entrenamiento cardio excesivo algunos de los cuales son:

➢ atrofia muscular (es verdad).
➢ Distribución conjunta.
➢ Órgano el daño que puede conducir a condiciones crónicas.

Eficaz o un régimen variable cardio por otra parte, puede mucho más que mejorar su imagen física. Puede::

✓ Aumento de los antioxidantes en el cuerpo.

✓ Mejora el óxido nítrico generación, que a su vez puede mejorar el sistema cardiovascular.

✓ Aumento de la tasa metabólica que puede facilitar la pérdida de grasa.

Por otra parte, un cardio muy constante entrena el corazón para soportar tensión en una frecuencia específica mientras que cardio variable eficaz entrena para responder favorablemente a cualquier tipo y la cantidad de estrés por lo que es más fuerte alrededor. También resulta lo suficientemente robusto para manejar casi cualquier tipo de estrés físico que puede lanzar en él a largo plazo. Esta manera no sólo conseguirás que el cuerpo de tus sueños, pero usted estará libre de problemas de presión arterial y otras enfermedades físicas.

Ejercicios de cadena cinética ejercicio vs aislamiento

Muchas personas tienden a pensar mucho más elegante cuando se trata de adoptar un régimen de ejercicio que funciona. Como se mencionó, la mayoría creo que trabajando sus extremidades al hueso puede que desee 6 pack mucho más rápido, cuando es todo lo contrario. Peor aún, algunos creen que aislar un músculo para un entrenamiento les ayudará en este sentido. Nada puede estar más alejado de la verdad. ¿Por qué en nombre del cielo quieres hacer eso? En primer lugar, el cuerpo no puede funcionar correctamente si se adopta este método. Eso es porque su musculatura es un sistema coherente en el que cada ligamento trabaja para apoyar o fortalecer las que se unió a él y viceversa. Por esta razón los esfuerzos físicos que incorporan toda o la mayor parte de la musculatura son más efectivos en comparación con ejercicios de aislamiento. Esto es, también, por qué nunca puede lograr el aislamiento muscular completa durante su entrenamiento de abs; intentar hacerlo sólo conducirá a partes del cuerpo no coinciden en lugar de una unidad completamente funcional. En cambio es más probable sufrir de los siguientes padecimientos si le insiste en estandarizar sus miembros:

➢ Empalme dolores y molestias.

➢ Tendinitis.

➢ grasas de cuerpo más de lo normal.

¿Has visto a los atletas con cuerpos deformes? Eso es porque sus entrenadores más bien rip hasta sus licencias oficiales que hacen someterse a un ejercicio de aislamiento. Los cuerpos rotos que deporte hablan por sí mismos. Aseguran que los atletas bajo su cuidado adoptan un régimen de movimiento complejo multi-articular que puede quemar calorías y ejercitar cada músculo en su cuerpo.

No sólo podrás conseguir los abdominales 6 pack rápidamente mediante la adopción de un régimen de entrenamiento cinético (o multi-muscular), pero usted será capaz de arrojar el exceso de grasa corporal más rápido, aumentar las posibilidades de actividad hormonal y aumentar su metabolismo al mismo tiempo.

Sin embargo, esto no significa que usted debe adoptar un régimen poca consistente para quemar esa grasa de vientre. Rutinas para correr rápidas (pero corto) junto con pequeños ejercicios en el medio pueden ayudar a quemar casi 250 calorías al día y te cargo hasta esas grasas Haz utilizadas por su cuerpo de trabajo duro para darte la energía para hacerlo a través de cada día.

Ejercicio creativo para permanecer cabe en toda

Vendrá un tiempo durante su búsqueda de 6 pack cuando usted enfrentará a obstáculos frustrantes en forma de esfuerzos infructuosos y michelines que simplemente se niega a desaparecer. Un minuto se encuentra en la cima del mundo, hierro de bombeo, haciendo cardio suave y otros ejercicios con resultados fantásticos y al siguiente que te encuentras débil amasar, sin aliento y demasiado cansado como pasan los días. Incluso puede descubrir que has ganado algunos de esos kilos que has perdido!

No hay necesidad de preocuparse. Esto sucede con prácticamente cada novato cardio cruiser. La razón de su ocurrencia es simple. Si nos atenemos a la misma rutina aburrida día tras día en lugar de introducir unas cuantas variables para hacer más creativo y a su vez, eficaces, conseguir ese pack 6 seguirá siendo una utopía.

Sin embargo, no trate de ser creativo desde el ir. Necesita para hacer su cuerpo acostumbrado a un régimen determinado primero antes de conseguir creativo con él, de lo contrario pueden empezar a romper demasiado pronto. Una buena manera de hacerlo es ejercer según un conjunto específico y régimen rep (o repetición) junto con descansos en el medio. Si por ejemplo usted actualmente está haciendo ejercicio con pesas, puede dividir el entrenamiento en series de 5 ejercicios con 8 repeticiones para cada uno con un descanso de un minuto. Repetir este ciclo de 6 a 8 semanas para conseguir su cuerpo utiliza para tal esfuerzo y para que sea montar lo suficiente como para soportar más impuesta formación antes de introducir cualquier cambio a él. Si se cambia el régimen demasiado pronto, corre el riesgo de agarrotamientos o cansarse hacia fuera demasiado pronto. Estimulante para un cierto período de tiempo permitirá a tus músculos para acostumbrarse a una cierta cantidad de estrés fortalecimiento para el largo viaje hacia el codiciado pack 6. Esta manera, su cuerpo también tendrá a algo para anclar su progreso para que no dar para arriba en usted como usted comience a hacer ejercicios más serios.

Después de 6 a 8 semanas, se encontrará capaz de soportar esa rutina que parecía tan cansado cuando empezaste primero en él. Sin embargo, su progreso se desacelerará un poco en este tiempo así y que también tu cuerpo te está diciendo que necesita un cambio.

Para darle vida a la rutina después de este período de tiempo, puede cambiar el tipo de entrenamiento que está haciendo. Por ejemplo usted puede cambiar sus repeticiones mancuerna con levantamiento de pesas de la máquina base, incorporar pesos más pesados o cambiar el ritmo de su entrenamiento por:

✓ Realizar 6 conjuntos junto con 6 repeticiones y una cinta de correr corren durante 3 minutos entre cada serie.

✓ Levantar más pesos que puede manejar (sin necesidad de herir a sí mismo mediante la adición de más) hacer 8 series con 1 rep durante 30 segundos.

✓ Utilizar dos mancuernas y hacer 1 set compuesto por representantes de 50.

- ✓ Probar un entrenamiento de cuerpo completo como prensas de barra o con mancuernas sentadillas durante media hora o 20 minutos en un tramo.

- ✓ Para realmente conseguir bombeo de la sangre, hacer un entrenamiento de cuerpo completo como dominadas, dominadas, lagartijas, estocadas, correr subir y bajar escaleras, saltar cuerda, etcetera.

- ✓ Si eres realmente aventurero (y físicamente aptas), a continuación, puede tratar de una docena de diferentes ejercicios sin tomar un descanso a todos.

- ✓ Para mantener el cuerpo alerta, 'confunden' por acelerar su régimen de entrenamiento habitual de un día y lo ralentizar considerablemente la próxima. Esta manera, tu cuerpo no crecerá flojo con repetición.

Sólo ser creativos y hacer todo lo que viene a la mente para cambiar tu método de entrenamiento.

Definitivamente obtendrá resultados de esa manera y divertirse mientras lo hace también.

Siendo consistente y creativo al mismo tiempo

El régimen mencionado puede parecer difícil al principio, pero una vez entrar en la rutina de las cosas voy haciendo, elevación, corriendo y haciendo otros abs ejercicios para el desarrollo como un pro en ningún momento! Sin embargo, no ser demasiado creativo con su régimen. Terminará por todo el lugar y puede incluso lanzar su flujo de entrenamiento si haces eso.

La mejor manera de garantizar un régimen de entrenamiento fácil y relajante y permanecer tan consistente como sea posible sin renunciar a las variables, es a conservar un cierto ciclo, sino mejorarla dentro de un período específico de tiempo (como 4 a 8 semanas ya que su cuerpo comienza desaceleración después de este intervalo) en forma de variables de ejercicio. Jugar con el orden de los ejercicios, el número y frecuencia de sets y repeticiones, tipos de ejercicios, número de métodos de entrenamiento, intervalos entre los períodos de descanso, velocidad de cada sistema, etcetera.

Cómo obtener el cuerpo perfecto duro

Básicamente todo el mundo sabe que hacer se pone en cuclillas y muertos son los ejercicios más populares de cuerpo duro por ahí. Eso es porque con sus fuerzas combinadas, facilitan la ganancia de músculo y la pérdida de grasa debido al gran número de músculos necesitado para realizarlas. Además, también favorecen la excreción de hormonas en el cuerpo (como la hormona del crecimiento, testosterona, etcetera). También se ha descubierto que sentadillas contribuyan al desarrollo de la parte superior del cuerpo junto con la parte inferior a pesar de generalmente no utilizan los músculos superiores. Esto es también por qué ambos son considerados como un régimen de entrenamiento perfecto para ejercicios atléticos y regulares y perfectas alternativas a los regímenes de cardio aburrido.

Cómo hacer sentadillas

- ✓ posición en cuclillas hacia abajo lo suficiente para hacer los muslos paralelos al suelo (no funcionará si engañas ya que los músculos no sentirán ningún esfuerzo alguno). Sentadilla en cuanto comienzas a sentir algunas molestias en los muslos y puede sentir cada músculo en ellos. Esto fortalecer tus piernas y espalda.

- ✓ a hacer esta bien, mantener los glúteos hacia fuera, hacia atrás recto y trate de no alargar las rodillas más allá de los dedos.

- ✓ Las mejor sentadillas son aquellos en los que la espalda no permite arquear. Para hacer esto fácilmente, asegúrese de que la cabeza esté arriba doblar hacia abajo y el abdomen apretado durante todo el entrenamiento. Esto también le ayudará tonificar su abs.

✓ Asegúrese de que sus pies están separados y los dedos se extienden un poco.

Una de las maneras que puede asegurarse de que estás haciendo sentadillas correctamente debe levantarse de una silla. En primer lugar, hazte con una silla, sentarse en él y luego intentar levantarse sin inclinarse hacia delante con los glúteos hacia fuera y con la espalda recta. Si no necesita inclinarse hacia adelante para levantarse, significa que estás haciendo sentadillas correctamente.

Amo la posición en cuclillas haciendo 3 sistemas con 12 reps como toma para que estar de pie sin inclinarse hacia adelante. Una vez que has logrado, intenta añadir algo de peso a esta rutina trabajando hacia fuera en un rack de sentadilla. Fijar la barra por debajo del nivel del hombro y las barras de seguridad tan bajos como te lleva a apoyar la barra con su hombro. Ahora, pasar por debajo de la barra y con las palmas hacia adelante agarrar con un agarre amplio.

Si el peso hace su lugar incómodo, hombros un cojín sobre ellas y poner el peso en la parte superior de la espalda.

La posición correcta sería:

- ✓ Hacia atrás.
- ✓ Codos alto ⍰.
- ✓ abs apretado.
- ✓ Pecho hacia fuera y hacia arriba.

Pueden hacer sentadillas usando un número de suministros ponderados libres tales como barras, mancuernas, hervidor de agua campanas, sacos de arena etcetera. Sin embargo, hay algunos entrenadores que creen que haciendo sentadillas con una derrota de la máquina todo el propósito del ejercicio. Si está de acuerdo con ellos, puede ejercer utilizando sentadillas trasero con barra en la que el peso descansa sobre los músculos trapecio, situados en la parte superior del dorso. Otras sentadillas que puede probar son la sobrecarga y la sentadilla frontal, que incorporan una barra colocada delante de la cabeza y en un arranque de agarre sobre la cabeza respectivamente.

Sin embargo, usando los tres sentadillas durante sus sets y repeticiones puede ayuda usted lograr esa variable altamente eficaz ejercicio entrenamiento.

Cómo hacer sentadillas frontales

Este es un ejercicio popular ya que permite a los músculos abdominales crecer de manera estable en comparación con sentadilla trasera. Esto tonifica la parte inferior del cuerpo, pero también puede fortalecer su base y evitar que caiga en tu trasero mientras haces las sentadillas.

También puede tener dificultad para colocar esa barra en los hombros. Lo puede hacer dos formas. En el primer método paso debajo de la barra y cruza los brazos colocando la barra en el espacio creado por el músculo cerca del hueso en el hombro.

Asegúrese de que los codos se encuentran equivalente al piso.

Para asegurarse de que la barra no se deslice apagado, utilice el pulgar para presionar en la barra para que lo apoyen. También puede mantener con la palma de las manos con la barra descansando sobre los hombros el apoyo de los dedos. Tus codos y brazos deben seguir siendo alta y paralelo al suelo durante dos de estos ejercicios. Te corres el riesgo del peso posiblemente caer en sus pies lo contrario.

Comenzar la sentadilla por sentarse con el peso centrado sobre los talones en lugar de las bolas de sus pies para que las rodillas no sienten el peso de la fuerza y a fortalecer las articulaciones.

Para asegurarse de que sigue libre de lesiones y para que se acostumbre al ejercicio, parte delantera de la práctica se pone en cuclillas usando sólo la barra o un peso más ligero. Su abs recibirán un entrenamiento más a fondo con este ejercicio en comparación con sentadilla trasera.

Ejercicios con mancuernas para un cuerpo rasgado

Hace muchos años, entrenadores deportivos y entrenadores de acondicionamiento comenzaron a buscar métodos de entrenamiento que podrían entonar a sus atletas sin obligarlos a pasar demasiado tiempo trabajando. Es entonces cuando vinieron con la rutina de 'compleja' que utiliza una barra o un conjunto de pesas que un atleta puede utilizar para realizar una serie de ejercicios diferentes en un conjunto. En otras palabras, se dieron cuenta que aumentando las pesas por ejercicios aumenta las posibilidades de un entrenamiento excelente y muy eficaz dentro de un corto período de tiempo.

Sin embargo, lo que los hace muy cansador y 'complejo' es la falta de roturas en el medio. Tan pronto como haya terminado un ejercicio, se cría para la siguiente sin pausa. Necesita conocer sus propias limitaciones antes de intentar esta secuencia si no quiere lastimarse.

Usted no puede seguir haciendo la misma rutina día tras día si quieres resultados rápidos. Para condimentar, introduzca estos 'complejos' de su régimen. Estos son diferentes de los sistemas estándar y representantes ya que en vez de repetir esta secuencia, realiza un representante de cada sesión de ejercicio en un sistema uno tras otro para hacer un conjunto variable. En otras palabras, que va realizando diferentes ejercicios en secuencia para aliviar su aburrimiento y trabajar cada músculo de tu cuerpo al máximo.

Por esta razón es muy diferente de entrenamiento de circuito. No sólo hace que su musculatura se ejerce al máximo, pero así en un muy corto palmo de tiempo. ¡Prepárate para coger su respiración como haces esta secuencia después de realizar dos veces o tres veces en una fila y sentir el agradable hormigueo corriendo arriba y abajo de su cuerpo como terminar (que es un signo de un buen entrenamiento por cierto).

Por lo tanto, para resumir, un entrenamiento de peso complejo puede:

✓ Mejorar su ritmo cardíaco y la capacidad.

✓ Fortalecer los músculos.

✓ se queman grandes cantidades de calorías.

✓ Guardar enormes cantidades de tiempo (incluso 5 rondas unos 10 o 15 minutos).

View books from

ARNOLD YATES

1-Bodybuilding: How to Easily Build Muscles and Keep Mass Permanently:10X your Results and Build the Physique That You Want.

2-Calisthenics: Complete Guide for Bodyweight Exercise, Build your Dream Body in 30 Minutes

3- Atkins Diet- Lose weight and feel great with tips and recipes.

4- High blood pressure solutions: 40- super foods that will naturally lower your blood pressure

BOOKS

Ketogenic Diet: Cookbook with recipes for fat burn and permanent weight loss

Meditation for beginners (available in different languages)

Beginners guide to essential oils (Available in different languages)

Extreme Belly fat loss (available in different languages)

Reverse diabetes (available in different languages)

Author: alexander Grey

Author: Arnold yates

Dr Mike Drew

Just to say "Thank You" for buying this book.

I want to give you " 6 **Principles to 6 pack abs"** valued at $19.99.

YOURS FOR FREE

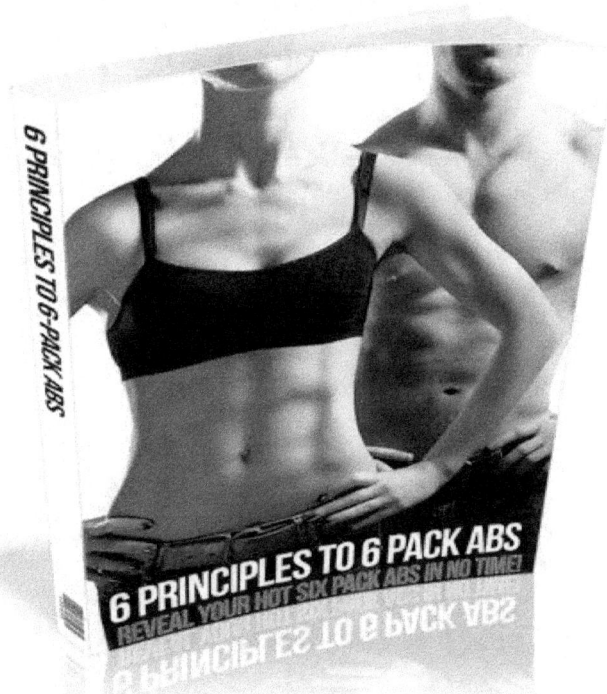

CLICK HERE

www.ingramcontent.com/pod-product-compliance
Lightning Source LLC
Chambersburg PA
CBHW071318280526
45788CB00004B/1935